DEUX MOTS

DE RÉPONSE A

UN MOT

DU DOCTEUR H. BARRET, SUR L'HOMŒOPATHIE

PAR LE DOCTEUR C. POUJADE

PARIS
JULES TARRIDE, LIBRAIRE-ÉDITEUR
SOUS L'ODÉON.

1859

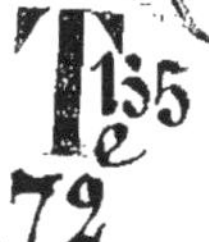

DEUX MOTS

DE RÉPONSE A

UN MOT

DU DOCTEUR H. BARRET, SUR L'HOMŒOPATHIE

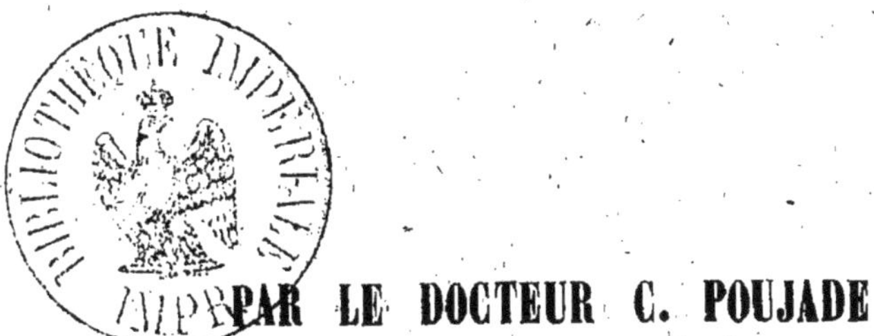

PAR LE DOCTEUR C. POUJADE

PARIS
JULES TARRIDE, LIBRAIRE-EDITEUR
SOUS L'ODÉON.

1859

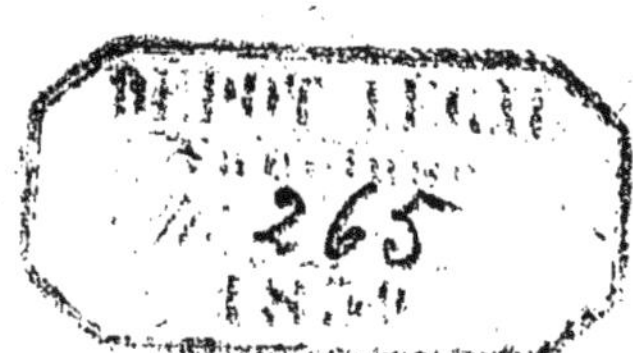

C'était pendant l'été de 1855, vers les derniers jours du mois d'août. Le choléra venait de reparaître à Marseille. Cette grande cité, si rudement éprouvée par l'épidémie à peine disparue de 1854, était dans la consternation. De toutes les médications employées par la médecine officielle nulle n'avait l'autorité du succès. La mortalité de l'hôtel-Dieu, ce baromètre de la marche du fléau et de la peur, était déjà effrayante : sur 93 cholériques admis depuis quelques jours, 56 avaient succombé. Au milieu de ces traitements sans crédit et de cette panique croissante, il se fit autour des médecines extra-officielles une rumeur pleine d'une inquiète curiosité. L'homœopathie en particulier était l'objet des préoccupations du public. Il était sorti de cette école, depuis quelques années, un si grand nombre de mémoires attestant les avantages de ses méthodes curatives dans le traitement du choléra, ses partisans leur attribuaient une si grande supériorité sur les méthodes anciennes, qu'il était bien naturel que la population marseillaise s'émut de ces bruits.

Déjà, dès l'année 1831, Samuel Hahnemann lui-même avait publié une *dissertation sur le choléra-morbus.*

En 1832, le docteur, comte S. Des Guidi, une *lettre aux médecins français sur l'homœopathie*, suivie des moyens de guérir le choléra, etc. — Le docteur J. F. Quin, médecin du roi des Belges, *du traitement homœopatique du choléra.*

En 1835, Des Guidi, *traitement mutuel du choléra-morbus.* — Le docteur Rapou, *seul traitement préservatif et curatif du choléra asiatique*, etc. — Le docteur Mabit, *Étude sur le choléra*, etc. — Le docteur Perrussel, *Voyage d'un médecin homœopathe à Marseille pendant le choléra.*

En 1848, le docteur Jahr, *du traitement homœopathique du choléra.* — Le docteur Wariez, *Coup d'œil sur le choléra*, etc. — Le docteur Léon Simon, *du choléra-morbus*, etc.

En 1849, le docteur Jal, *Le choléra-morbus traité en Russie par l'homœopathie.* — Le docteur Chargé, *Traitement homœopathique du choléra*, etc. — Le docteur Tarrel, *Compte-rendu de notre pratique pendant le choléra de Toulon*, etc.

En 1850, le docteur J. P. Tessier, médecin de l'hôpital Sainte-Marguerite, *recherches cliniques sur le traitement de la pneumonie et du choélra, suivant la méthode de Hahnemann.*

En 1854, le docteur P. Pitet, ex-interne des hôpitaux de Paris, membre de la société anatomique, médaille du choléra 1849, médaille d'or, 1854, avait publié une monographie des plus remarquables, sous ce titre : *du choléra-morbus épidémique, etc.*

Enfin, en cette même année de 1854, le docteur Mure, avait publié, à Gènes, sur le choléra asiatique, un mémoire commençant par ces mots : *Chi muore di cholera al di d'oggi, muore per sua colpa;* et le docteur Chargé, dans une lettre qui reçut, il est vrai, une publicité à laquelle elle n'était pas destinée, avait donné une telle importance à l'homœopathie dans le traitement du choléra, qu'il était impossible qu'à un an de date, la même épidémie reparaissant dans la capitale du midi, la population ne s'émut pas du récit de tant de succès.

Du reste, ce n'est pas à Marseille seulement qu'on avait publié des travaux et des relevés statistiques favorables au traitement homœopathique du choléra.

A Tirschnovitz, en Moravie, les docteurs Gerstel et Wreka, sur 581 cholériques traités, avaient eu 522 guérisons.

A Raab, en Hongrie, le docteur Bakody, du 28 juillet au 3 septembre 1831, sur 154 cas, 148 guérisons.

A Vienne, le professeur Weith, pendant le plus fort de l'épidémie, sur 125 cas, 3 décès.

Et le docteur Lichtenfeltz, sur 40 cas, 37 guérisons.

Le docteur Merenzeller, sur 30 cas, 27.

Le docteur Ledver, sur 80, 78.

Le docteur S. Chutz, sur 17, 17.

Et ce qui donne un certain poids à l'annonce de ces résultats, c'est qu'à partir de cette époque, l'homœopathie, jusques-là honnie et persécutée dans la capitale de l'Autriche, y reçut l'hôpital de Gumperdorf.

A Berlin, le docteur Stecker, sur 31 cas, obtient 25 guérisons, et le docteur Stuller, sur 30, 25.

A Lamberg, en Gallicie, le docteur Schroeler, sur 27, 26.

En Russie, le docteur Seider, sur 109 cas, 86 guérisons.

A Prague, le docteur Hannsk, sur 84, 78.

A Brünn, le docteur Quin, sur 56, 53.

A Angers, sur 12 cholériques, traités homœopathiquement à l'hôpital St-Jean par le professeur Ouvrard, 11 guérisons.

A Bordeaux, le docteur Mabit, à l'hôpital St-André, sur 31 cas, 25 guérisons.

A Suecos, près Valence en Espagne, le docteur Battles, sur 600 cas, 589 guérisons. (*)

L'homœopathie, comme on le voit, avait déjà en 1855, d'assez beaux états de service en ce qui concerne le choléra, et on conviendra qu'il y avait bien là de quoi éveiller l'attention du public et même la sollicitude des magistrats.

Or c'est justement ce qui eut lieu.

L'épidémie sévissait avec une intensité croissante, la désolation était partout, lorsque le docteur Chargé reçut de M. le Maire de Marseille une lettre dans laquelle ce magistrat proposait aux représentans de l'homœopathie marseillaise une expérimentation de leurs méthodes curatives sur les cholériques, dans une salle spéciale de l'Hôtel-Dieu. M. Chargé et ses collègues, les docteurs Sollier, Rampal, Gillet et Couillet, acceptèrent la proposition, et le 2 septembre 1855, à 6 heures du soir, commencèrent ces expériences dont le résultat devait avoir tant de retentissement.

Ce résultat fut signalé d'abord au public médical, par une lettre du docteur Bouquet à la *Gazette des*

(*) Voir pour plus de détails :

1° Le rapport du docteur Roth qui, en 1832, fut chargé par le gouvernement Bavarois d'aller recueillir, sur les lieux, les résultats du traitement homœopathique ;

2° L'excellent ouvrage de M. A. Guyard : *Guide des gens du monde sur le choix d'un médecin* ;

3° Le mémoire des docteurs Mure et Galli : *Il Cholera-morbus vinto colla scienza* ;

4° Le mémoire remarquable du docteur Quin, médecin du roi des Belges, etc., etc.

hôpitaux. M. Bouquet venait, de son propre mouvement, annoncer que les expériences comparatives instituées à l'hôtel-Dieu de Marseille avaient donné, pour la médecine ordinaire, une mortalité de 44 pour cent, tandis que, pour le service exceptionnel de l'homœopathie, la mortalité avait été de 80 pour cent, ce qu'il déclarait constituer pour l'homœopathie *un rude échec*.

Voici du reste, les termes mêmes du correspondant de la *Gazette des hôpitaux* :

« ..... L'homœopathie vient de subir un rude échec à Marseille en perdant 21 cholériques sur 26, alors que, pendant le même laps de temps, la médecine rationelle n'en a perdu que 11 sur 25. »

Un pareil résultat, il faut en convenir, était fait pour surprendre beaucoup de monde, et il est à croire qu'au premier abord il surprit autant les adversaires eux-mêmes de l'homœopathie, que ses partisans les plus dévoués ; à moins que, d'avance, messieurs les adversaires ne se fussent assurés contre toute chance de surprise.

Quoiqu'il en soit, les passions qu'une telle révélation devait mettre en jeu, ne tardèrent pas à faire explosion. Du côté des doctrines officielles ce fut un cri de triomphe accompagné de remarques extrêmement désavantageuses pour l'homœopathie ; tandis que, à leur tour, les disciples de Hahnemann élevaient les plus énergiques réclamations.

Cette allégresse de la médecine scolastique fut même si bruyante et si expensive que bientôt, ne pouvant plus être contenue dans les limites de la presse médicale, elle déborda dans la presse politique où elle fit beaucoup de bruit et de scandale.

D'un autre côté, les réserves et les protestations de certains homœopathes furent exprimées en termes si vifs et avec des allusions accusatrices si transparentes que le docteur Bouquet se crut obligé de reprendre la plume. Dans une seconde lettre de quelques lignes, écrite trois mois après la première et adressée au rédacteur de la *Revue homœopathique* d'Avignon, ce médecin confirmait purement et simplement les assertions contenues dans celle qu'il avait adressée à la *Gazette des hôpitaux*; seulement le langage de mauvais goût et le ton de violence dans lequel cette seconde lettre était écrite la mettaient hors de toute polémique, et, plaçant le débat hors de toute convenance, ne laissaient plus rien à répondre à M. Bouquet avec la plume.

Jusques-là on avait donc pu remarquer deux choses : La première, que la médecine scolastique avait acclamé sa victoire avec une allégresse qui attestait qu'elle n'était point habituée à de telles fêtes; la seconde, que, même dans le triomphe, ses coryphées n'avaient pas su publier le résultat de la lutte sans injurier les vaincus.

Mais, en dehors de ces circonstances qui ne touchaient qu'aux formes, il y avait au fond de la dispute des questions qui, malgré la précision du bulletin de victoire, n'en demeuraient pas moins intactes et debout; et pas une de ces questions qui ne demandât à être vidée à fond avant de permettre de donner au résultat des expériences de Marseille une signification de quelque rigueur.

Ainsi, le docteur Bouquet disait : Pendant la durée des expériences votre mortalité a été de 80 pour cent, la nôtre n'a été que de 44; donc..., etc. Voilà certes un argument qui est clair ; — autre chose est de savoir s'il est juste.

Tout homme est mortel; or Pierre est homme, donc Pierre est mortel. Voilà certes un raisonnement dont personne ne contestera la clarté; mais si fait bien l'exactitude, pour peu qu'on y réfléchisse. En effet, dans ce syllogisme, la preuve de la conclusion a précédé celle de la majeure, donc il n'est en réalité qu'une pétition de principe, et, tout en exprimant une vérité d'ailleurs incontestable, il est le type des raisonnements vicieux.

Voyons un autre exemple :

Pierre applique ses deux mains à l'anneau d'un dynamomètre et, déployant toutes ses forces, fait marquer à l'aiguille 90 kilogrammes. Paul reprend après lui l'expérience et fait marquer à l'aiguille 140 kilogrammes; donc Paul a plus de force musculaire que Pierre.

Ici même clarté au moins que dans l'exemple précédent.

Et si on n'ajoute pas que de ce que Paul fait arriver l'aiguille à un chiffre supérieur à celui qu'a obtenu Pierre il a non-seulement plus de force musculaire, mais, par exemple, plus d'imagination ou plus de fortune ou toute autre qualité sans rapport avec les éléments de l'expérience, je n'aurai aucun motif valable de contester la légitimité de la conclusion; et je me trouverai ainsi devant un raisonnement aussi clair que rigoureux; devant un résultat énoncé en chiffres d'une valeur absolue, indépendante de tout hasard et de toute illusion. Pourquoi? parce que, dans l'expérience, toutes les conditions sont précises et rigoureusement observées; parce que le résultat énoncé est la constatation d'un rapport mathématique entre des quantités ayant une commune mesure qui est établie d'avance et mise au-dessus de toute chance d'erreur. En d'autres termes, devant un raisonnement en tout point semblable à celui du géomètre qui dit, le compas à la main, A est égal à B, or B est égal à C, donc A est égal à C, démonstration qui, malgré son tour syllogistique, est le type des démonstrations sans réplique, parce qu'au lieu d'être un syllogisme elle est simplement une équation.

Voilà bien des mots pour peu de chose, dira-t-on. Soit; mais qu'on n'oublie pas que ce sont ici questions de médecine, et qu'après tout rien n'est petit quand il s'agit, comme disait Guy Patin, *de pelle humana.*

Continuons donc, ne vous déplaise. Vous dites : Dans une expérimentation clinique solennelle vos méthodes curatives ont perdu un plus grand nombre de malades que les nôtres, donc les nôtres sont meilleures, et comme en définitive les nôtres ne valent pas le diable, les vôtres ne valent absolument rien.

Voilà, à parler net, le jugement qui a été tiré des expériences de Marseille.

Pour la précision des termes et la netteté de la conclusion on ne peut trouver mieux. Mais comme c'est cette précision même qui a fait sa fortune et lui conserve encore une certaine autorité dans le monde, il importe de briser cette glace extérieure et de pénétrer au fond de la démonstration pour savoir si elle ressemble au syllogisme de Pierre mortel ou à la formule de l'expérience du dynamomètre. Or, dès le premier pas on est arrêté par cette difficulté à savoir que, dans le cas du dynamomètre, toutes les conditions de l'expérience sont définies, positives, au-dessus de toute fraude et de toute contingence. On se demande ensuite s'il en a été de même pour les expériences de l'hôtel-Dieu de Marseille. Mais cette difficulté aboutit elle-même à une foule d'autres, et avant tout à la question de savoir quelles sont les véritables conditions d'une expérience clinique comparative. Ce n'est pas tout : Il s'agissait, à Marseille, d'une expérimentation portant sur une maladie particulière, le choléra asiatique; et l'on se demande si avant d'expérimenter sur le choléra il n'aurait pas fallu au préalable le définir, ou du moins s'accorder sur les symptômes essentiels, délimiter leurs caractères spécifiques, en un mot, fixer un criterium commun de diagnostic. En supposant cet accord facile ou même inutile, on conviendra du moins, que le choléra comme toutes les autres maladies varie d'intensité selon les cas. Puisqu'il y a fagots et fagots il y a aussi choléra et choléra. Or, si durant les expériences de Marseille les cholériques furent admis, un jour dans les salles de l'allopathie et un jour dans le service improvisé de l'homœopathie, on se demande quelle est la balance qui pesait à la porte la gravité de chaque cas et donnait, chaque soir, la moyenne des chances apparentes de curabilité constatées sur chaque entrant. Si ces conditions n'ont pas été remplies, si même elles sont irréalisables, des expériences qui durent six jours sur ce pied ne laissent-elles pas la porte ouverte au hasard? Et le hasard, comme on sait, est un dieu fort enclin à la perfidie.

On le voit, le malade est encore au seuil de l'hôtel-Dieu que déjà les difficultés encombrent l'expérience dont il doit être le sujet. Mais une fois admis dans le service c'est bien autre chose. Ici les chances d'erreur l'environnent de toutes parts. Rappelons-nous le premier aphorisme : « L'art est long, la vie est courte; l'occasion passe vite, l'épreuve est trompeuse ; le jugement difficile. Non-seulement le médecin doit faire ce qu'il faut, mais le malade aussi; et les serviteurs, et tous les entours.... » Comme nous voici loin du dynamomètre !

Hé bien ! disent les homœopathes, si toutes ces conditions et grand nombre d'autres plus importantes encore ont été méconnues ou négligées le résultat qu'on nous oppose perd la signification qu'on lui a prêtée et laisse intactes toutes les questions dont on a cru qu'il donnait le dernier mot.

Mais, répondent leurs adversaires, si les conditions d'une expérimentation clinique sont si hérissées de difficultés, qui donc a dissipé celles des traitements homœopathiques privés dont vous faites sonner si pompeusement les résultats? Qui les a contrôlées?— Le public, répondent aussitôt les homœopathes, les populations qui, devant des faits palpables, ont cru à ce qu'elles voyaient; et enfin des savants, revêtus d'un caractère officiel comme le docteur Roth, qui fut chargé, en 1832, d'adresser à son gouvernement un rapport sur le traitement homœopathique du choléra, en Allemagne.

D'ailleurs c'est des expériences de Marseille qu'il s'agit et non d'autres, et toutes celles où l'homœopathie revendique des succès seraient-elles fautives ou mensongères, que cela ne prouverait pas que celles de l'hôtel-Dieu de Marseille ont été régulières.

Mais, reprennent encore les médecins de l'école officielle, toutes les circonstances de l'expérimentation marseillaise vous les connaissiez avant de vous y engager; plusieurs même ont été établies ou imposées par vous, et enfin, telles quelles, vous les avez acceptées sans réserve; donc, etc.

Oui, répliquent les homœopathes, nous les avons acceptées... comme La Chataigneraie avait accepté les conditions du duel en champ clos que, pour une querelle d'honneur, il eut, en 1547, avec un autre courtisan de Henri II. Or vous savez, messieurs, que La Chataigneraie fut mis sur le carreau et que son adversaire s'appelait... Jarnac.

Les adversaires de l'homœopathie ripostent avec une véhémence qui fait bientôt dégénérer leur polémique en injures, et le public, témoin de ces emportements, dit ironiquement avec l'ancien : *Jupiter, tu tonnes, donc tu as tort.*

Les choses en étaient là, c'est-à-dire, qu'après avoir fait son temps, le scandale des expériences de Marseille était allé s'éteindre où vont toutes les exagérations, toutes les illusions et tous les mensonges : dans le catalogue des choses jugées.

Les partisans de l'homœopathie avaient trouvé, dans l'énormité même des chiffres sous lesquels on les accablait, une preuve qu'ils avaient été trahis par autre chose que par leurs méthodes curatives, et se sachant calomniés et joués ils s'étaient sentis raffermis dans leur foi et consolés des outrages.

La masse du public qui flotte entre les deux médecines rivales, et qui prête l'oreille à bien d'autres encore, avait ri, comme elle fait toujours, des horions échangés entre les combattants ; réfléchissant ensuite sur ce fait que dans d'autres lieux très-nombreux et notamment dans des centres de grande activité scientifique, comme la capitale de l'Autriche, l'homœopathie avait donné des preuves irréfragables de son efficacité dans le traitement du choléra, le public intelligent en était venu à comprendre qu'au fond des expériences de Marseille il y avait un mystère, c'est-à-dire que ces expériences ne prouvaient rien.

Enfin, les adversaires systématiques de l'homœopathie étaient revenus... *à leur vomissement*, ajoutant l'argument de Marseille à celui des infiniment petits et à quelques autres également commodes pour les jeux d'esprit de ces messieurs ; toujours de plus en plus exaspérés d'ailleurs des empiétements de la doctrine allemande et plus résolus que jamais à l'enterrer s'ils pouvaient.

C'est-à-dire qu'en somme, à part quelques esprits peu réfléchis et peu éclairés qui avaient pu prendre le résultat de ces fameuses expériences pour argent comptant, la question en était juste au point où la lettre de M. le Maire de Marseille était venu la prendre, le 31 août 1855.

Près de quatre années s'étaient écoulées depuis qu'avaient eu lieu, à Marseille, la tentative d'expérimentation clinique qui résulta de cette lettre, lorsque M. le docteur Arréat d'Aix, publia une brochure qui avait pour objet de montrer, particulièrement aux gens du monde, la vanité des objections les plus en vogue contre l'homœopathie. De ce nombre est le *rude échec* de Marseille. M. Arréat dut le relever, et pour dévoiler ce qu'il y a d'étrange pour ne pas dire plus, dans le résultat indiqué par la lettre du docteur Bouquet, notre auteur n'eut qu'à mettre en relief les circonstances que voici : Je copie M. Arréat lui-même.

« AVANT l'organisation du service expérimental homœopathique, le chiffre de la mortalité des sujets cholériques traités par les adversaires de l'homœopathie était, à l'hôtel-Dieu de Marseille, de SOIXANTE POUR CENT.

PENDANT la durée de ce service expérimental, le chiffre de la mortalité des sujets traités par les mêmes adversaires et dans les mêmes services, s'est abaissé à QUARANTE-QUATRE POUR CENT !

APRÈS que les docteurs homœopathistes eurent résigné leurs fonctions, le chiffre de la mortalité des sujets cholériques traités par les mêmes adversaires et dans les mêmes services, s'éleva de nouveau à SOIXANTE POUR CENT ! »

M. Arréat laisse à peu près sans commentaire ce rapprochement de dates et de chiffres, le jugeant sans doute assez significatif par lui-même, persuadé d'ailleurs qu'avec des lecteurs intelligents on est entendu à demi mot. En effet l'insinuation de M. Arréat n'a pas été perdue. Un de ces lecteurs sur lesquels il comptait y prit dernièrement le prétexte d'un petit article rempli d'intentions malicieuses qu'il inséra ou plutôt qu'il glissa dans un journal de la médecine scolastique, le *Montpellier médical.* Cet article de trois pages révèle de la part de son auteur une ignorance à peu près complète des circonstances de l'expérimentation marseillaise en même temps que l'outrecuidance propre à tous ceux qui ne prennent conseil, en écrivant, que de leur parti pris ou de leur dépit. Il y a là un ton d'agression et une aigreur de langage qu'on ne rencontre guère que chez les médecins dont les succès de l'homœopathie ont froissé d'un peu trop près l'amour-propre. Ce sont de ces mots aiguisés, de ces phrases tournées en pointe, de ces petits efforts d'ironie dont ne sont guère capables que les esprits qu'a mordu l'envie ; petites épigrammes, menus brocards qui sont le langage courant et comme l'argot d'une catégorie de médecins que j'appellerais volontiers la catégorie des enragés. Ceux-là sont piqués de l'homœopathie comme d'une tarentule. Son nom seul les met hors de sens. L'homœopathie a cet inconvénient de produire sur les nerfs allopathiques ces sortes d'agacement. Qu'y faire ? Il est dans sa nature d'être une voisine exaspérante parce qu'elle est indestructible : plus on l'entrave plus elle avance ; plus on la refoule plus elle monte et grandit.

De là les petites fureurs de ces messieurs. Pour eux l'habitude de dénigrer Hahnemann et ses disciples est une sorte d'habitude pathologique, un tic... L'auteur de l'article dont nous nous occupons est évidemment du nombre de ces malades... Déchirer l'homœopathie et mordre les homœopathes paraît être pour lui une nécessité, un besoin... *morbide*.

« Monsieur, ce galant homme a le cerveau blessé. »

C'est l'épine de l'*invidia medicorum* qui est entrée là; mal cuisant, mal incurable, hélas !

Mais, dira-t-on, le livre de M. Arréat n'était-il pas de nature à provoquer cette réclamation dont le ton vous choque ? — Non, assurément. Ce livre, écrit de verve, respire l'enthousiasme d'un esprit convaincu en même temps que le bon goût d'un homme poli et la loyauté d'un adversaire de bonne foi. Sa critique est pénétrante, mais du meilleur ton. A l'accent passionné d'une foi très-vive il joint l'autorité d'une logique puissante et le langage austère d'un médecin qui respecte la dignité de son titre, et qui se préoccupe de la gravité de sa mission plus que des effets de quelques chétives impertinences ou de quelques quolibets réchauffés.

M. Arréat écrit sans fiel et sans mensonges ; il

possède à fond les choses dont il traite et ne parle qu'avec convenance de celles qu'il combat. Il n'est pas seulement un médecin instruit, un homœopathiste consommé et un noble caractère, il est encore, par-dessus le marché, pour ainsi dire, un grand écrivain. Or, ce sont là justement autant d'avantages qu'il a sur l'adversaire malveillant et malavisé qui l'a attaqué dans le *Montpellier médical*.

Du reste il n'y a dans cette agression irréfléchie et malséante rien qui doive surprendre. Elle est dans le ton ordinaire des écrits allopathiques relatifs à l'homœopathie. Ce genre est devenu classique.

Une chose, en effet, très-digne de remarque, est l'extrême différence de ton qui a toujours régné entre les écrits polémiques des deux écoles. C'est dans l'ordre. — Vous aurez toujours contre moi plus de moines que de raisons, disait Abélard. — Messieurs de l'allopathie remplacent les moines par des insultes... et des académiciens.

Les défenseurs de l'homœopathie se sont toujours distingués au contraire par le ton mesuré de leurs polémiques, par leur courtoisie parfaite dans les disputes de toute nature où on les a poussés et par leur extrême tolérance à l'endroit de la sottise, des brocards et des calomnies de leurs adversaires.

Du reste, comme il n'y a plus guère aujourd'hui que des gens mal élevés ou des docteurs jaloux qui se permettent de plaisanter sur le compte de l'homœopathie, ses représentans n'ont plus grand mérite à se contenter de laisser dire. Toutefois, je n'oserais pas assurer qu'il n'y ait là un tort. La patience a ses excès comme la colère. C'est un vieux dicton de tous les peuples et de tous les temps que qui est trop bon est dupe; et être dupe dans des questions scientifiques aussi graves que celles qui touchent à l'art de guérir, c'est mollir devant le devoir et trahir des intérêts sacrés. Pour ma part je n'ai pas pu bien voir encore pourquoi on tolérerait l'outrage, le mensonge ou la calomnie en matière de science plutôt qu'en matière de politique, de critique littéraire ou d'amour, etc.

On a dit que le pamphlet n'avait point de rôle dans les sciences, particulièrement dans la médecine, et que Guy Patin aurait mieux fait de se taire. On s'est trompé. Le pamphlet est légitime, bien plus, il est nécessaire partout où l'erreur et l'ignorance s'unissent à la mauvaise foi et au mensonge; partout où de mauvaises doctrines sont soutenues par de mauvaises passions; partout où Midas se double de Tartuffe. — L'ironie est l'arme la plus puissante de l'esprit humain; on a même dit qu'elle est la plus sainte... Elle est la voix des vaincus de la force et le sourire des espérances immortelles. Elle est la ressource des élus de l'esprit dans les âges d'atonie et d'impuissance de la pensée générale. Elle est, ô morts! l'accent prophétique de ceux qui croient, de ceux qui voient, de ceux qui vivent.

Qu'on ne dise donc pas qu'elle est inutile!... L'ironie soutient l'élan des idées nouvelles persécutées; elle les guide au milieu des décrépitudes et des tombeaux, au milieu de la vaste sottise des foules et de l'hypócrisie éternelle des méchants. Elle avive et trempe les pointes des vérités trop jeunes et qui sans elle ne sauraient jamais pénétrer la couche épaisse de préjugés qui leur résistent. —J'aime l'épigramme, disait Fontenelle; elle est le coup d'aiguille qui pique pour faire passer le fil.

Or, s'il est bien démontré qu'en médecine on voit chaque jour des maîtres de la science et, après eux, le ***Vulgum pecus*** de l'allopathie condamner, ***ex cathedra***, la réforme thérapeutique de Hahnemann sans savoir au juste en quoi elle consiste; s'il est bien établi que depuis plus de 30 ans, particulièrement en France, l'école homœopathique a institué tous les modes de propagation, tous les moyens de vérification et épuisé toutes les formes de polémique et qu'elle a encore devant elle des académies qui la proscrivent sans jamais l'avoir discutée, des médecins qui la repoussent sans jamais l'avoir étudiée, des gazettes qui la bafouent sans jamais lui avoir ouvert leurs colonnes pour se défendre, l'homœopathie n'a, vis-à-vis de tous ces gens-là, que deux partis à prendre : celui du silence, auquel presque tous ses adeptes semblent déjà se résoudre, ou celui du pamphlet..... Celui du pamphlet valait mieux.

« La médecine aurait besoin, » dit M. Peisse, « d'être soumise à une *critique*, analogue à celle que Kant a fait subir à la philosophie... Mais où est le Kant qui pourrait ou voudrait nous dire notre fait? quelque part qu'il se trouve, il doit se montrer, car son temps est venu. » — M. Peisse se trompe. Ce n'est pas Kant qui manque à la médecine scolastique, c'est Molière.

Et qu'on ne vienne pas dire qu'en ouvrant ainsi les portes de la médecine au sarcasme on les ouvre à la populace et au scandale; que les disputes des médecins doivent se vider dans l'enceinte de l'école et ne jamais retentir au-delà; que d'ailleurs en appeler au public c'est en appeler à un juge incompétent. — Arrêtons-nous là. Si le public est incompétent, comment se fait-il que depuis deux mille ans il continue à se mêler de vos affaires? Demandez conseil au premier venu sur des douleurs abdominales, sur un gonflement du genou, sur une extinction de voix, ou sur tel autre état morbide que vous voudrez, il n'hésitera ni pour le diagnostic, ni pour le pronostic, ni pour le traitement. Au contraire, demandez-lui conseil sur une affaire litigieuse, il vous enverra aux gens de loi; demandez-lui son avis sur un problème de comptabilité, de stratégie, de chimie, d'arpentage, etc., il vous renverra presque infailliblement aux représentans de chacune de ces spécialités scientifiques. Dans le premier cas, tout le monde se croira compétent; dans le second, personne. D'où vient cela ? C'est qu'il ne peut être question de vraie compétence que là où il existe une juridiction positive. Or, en médecine, où donc est cette juridiction ?

« Les intarissables disputes des médicins modernes prouvent surabondamment qu'il n'y a rien de généralement avoué dans les dogmes médicaux d'aujourd'hui, rien qui put réunir les votes de chaque membre dans la vaste assemblée des états-généraux de la médecine; chacun marche avec ses propres systèmes, poussé par la haine des écoles rivales ou par l'amour de son école particulière; car les médecins en sont venus à ce point, que tous les moyens leur sont bons pour défendre l'école à laquelle ils ont dévoué leur vie..... Il n'y a donc plus qu'à désespérer des progrès de la science si les médecins n'arrivent enfin à se réunir dans la profession d'une seule et inébranlable doctrine. » Qui vient de répondre ainsi ? C'est un des maîtres les plus autorisés de la tradition, c'est Baglivi. — (Page 29, traduction du docteur J. Boucher).

Laissez-moi, puisque j'y suis, emprunter à ce même auteur une anecdote qu'il emprunte lui-même à Huarte, je la cite pour la recommander particulièrement aux méditations de l'auteur du MOT sur l'homœopathie à propos de la brochure de M. Arréat.

« Dans le temps que la médecine des Arabes était

« florissante parmi nous, il y avait un médecin qui « florissait avec elle. C'était un homme qui lisait, « écrivait, argumentait, distinguait, répondait et « concluait si admirablement que sa réputation n'avait « point d'égale. Il avait une éloquence intarissable, « de façon que tous ceux qui se pressaient autour de « lui pour l'entendre ne pouvaient s'empêcher de « convenir qu'entre des mains si habiles, non-seule- « ment un malade ne devait pas mourir, mais que les « morts eux-mêmes pourraient à peine s'empêcher de « revenir à la vie. Avec tout cela, dès qu'il en venait « à la pratique, il n'y avait pas peut-être un seul des « malades confiés à ses soins qui ne fût jeté bientôt « dans les plus graves dangers, ou qui ne payât de « sa vie la vaine et inutile science du maître. Enfin, « ne pouvant comprendre la cause véritable de tant « d'insuccès, et craignant même pour sa gloire et sa « fortune quelque chose de plus redoutable, il dit « adieu aux choses du monde, et alla s'enfermer dans « un cloître où il mourut. »

— Par le temps de restauration monacale où nous sommes, il y a, dans les rangs de l'allopathie, bien des gens qui devraient profiter de l'occasion pour imiter l'exemple de l'arabe ; et, si la mode en venait, je sais de qui l'on pourrait dire en sureté de conscience : Ce docteur-là se fera moine. —

A ces paroles du médecin de Lecce, voulez-vous en ajouter de plus récentes et tombées aussi des hauteurs de l'enseignement officiel ? Écoutez le professeur Andral. « La médecine au lieu de présenter un ensemble de connaissances, en est encore à ne présenter à peu près autre chose, dans son étude, qu'une série de questions à discuter et de problèmes à résoudre. »

Ecoutez le professeur Magendie : « C'est surtout dans les services où la médecine est le plus active que la mortalité est le plus considérable. »

Ecoutez le professeur Malgaigne : « Absence complète de doctrines scientifiques en médecine, absence de principes dans l'application de l'Art, empirisme partout : voilà l'état de la médecine. »

Ecoutez enfin, — car il faudrait un livre pour les citer tous, — écoutez ces paroles de M. Marchal de Calvi, professeur, agrégé de la faculté de Paris : « Il n'y a plus en médecine, et depuis longtemps, ni principe, ni foi, ni loi. Nous construisons une tour de Babel, ou plutôt nous n'en sommes même pas là, nous ne construisons rien. La doctrine la plus générale qui existe est la doctrine homœopathique... »

Est-ce clair ?

Du reste il est inutile de recourir, comme beaucoup l'ont fait, à ce genre de preuves, dans le but de dévoiler au public l'incohérence qui règne dans les doctrines médicales officielles. Le public sur ce point sait à quoi s'en tenir ; et cette notoriété de l'état anarchique où se trouve la médecine telle qu'on l'enseigne n'est pas la moindre cause du discrédit qui s'attache de plus en plus à la médecine telle qu'on la pratique.

La *Gazette des hôpitaux* du 31 octobre 1843 disait, à propos d'un discours de M. Royer-Collard : « Il n'y a à Paris ni école ni enseignement ; il y a un établissement universitaire où 26 professeurs, payés par le budget, viennent individuellement imposer leurs opinions et leurs doctrines. » Ces paroles, d'une vérité incontestable, s'appliquent non-seulement à la faculté de Paris, mais à toutes les écoles médicales officielles sans en excepter celle de Montpellier.

Or, en se plaçant même en dehors de toute affection d'école et de toute profession de foi, il est impossible de voir sans étonnement que c'est au nom d'une science aussi mal assurée, d'un enseignement aussi anarchique et de pratiques aussi arbitraires que les corps savants, les facultés et les praticiens qui suivent leur esprit négligent l'examen de l'homœopathie et osent la proscrire.

Les homœopathes reviennent beaucoup sur cette inconséquence de leurs adversaires, et ils ont raison.

— Quelque triste et humiliant que soit l'état de la médecine scolastique, et quelque problématique que soit l'utilité de son existence, il y a cependant là une institution dont les populations ont encore besoin, et que, pour ce motif, on devrait tâcher de rendre un peu plus respectable. Caton ne comprenait pas que deux augures pussent se regarder sans rire ; mais il aurait gémi de voir leur sacerdoce s'avilir et se discréditer devant le peuple ; et si de son temps la médecine eut été déjà un besoin général des esprits, il aurait bien pu se moquer des médecins, mais il ne les aurait pas chassés de Rome, comme il le fit.

Les princes de la science officielle et tous les médecins véritablement éclairés croient à la médecine des écoles à peu près comme le Censeur croyait aux augures ; mais en traitant leur adversaires comme ils le font, ils manquent de l'habileté nécessaire à la conservation du prestige de leur art. — Il en est un peu des médecins comme des divinités chez les peuples idolâtres : la peur et l'habitude servent plus au maintien de leur culte que la réalité de leurs bons offices. Quand on en est là, il est de bonne politique de discuter les hérésies qu'on n'a pu étouffer : la tactique du silence est la plus mauvaise. — Molière disait à Louis XIV, en lui parlant de ce Mauvillain qu'il consultait sans cesse : « Je lui demande des ordonnances, je n'en fais rien et je guéris. » Le public en est un peu là. Il lui faut encore de ces grandes paroles médicales que Mme de Sévigné appelle une plaisanterie, et de ces ordonnances dont Molière avait le bon sens de ne rien faire.

Hébien, puisque cette médecine traditionnelle que les académies conservent, que les facultés enseignent et que pratiquent les médecins soumis à la parole du maître, puisque cette science, qui a compté parmi ses contempteurs les plus grands esprits de tous les siècles, est encore un besoin du temps et qu'elle prétend au respect des hommes, qu'elle sorte donc de ces voies d'exclusivisme qui la perdent et de ces dénis de justice qui la déshonorent ! « Le meilleur moyen pour empêcher les hérésies, a dit Pascal, est d'instruire de toutes les vérités, et le plus sûr moyen de les réfuter est de les déclarer toutes. » — Lisez : de les discuter à fond et de ne porter condamnation contre elles qu'après avoir mis au-dessus de toute contestation les erreurs qu'elles renferment et les dangers qu'elles présentent. —

L'homœopathie ne serait-elle que le rêve d'un fou et les homœopathes ne seraient-ils qu'une secte d'illuminés, qu'il y aurait encore injustice et témérité à les condamner sans les entendre. L'esprit de tradition a subi dans le passé de si humiliantes défaites qu'il devrait bien avoir appris à se montrer plus sobre de résistances et plus ouvert à l'esprit de progrès. — Tant que la science officielle présentera le spectacle d'un enseignement sans unité, sans foi, sans doctrine, sans crédit, et qu'en même temps elle refusera de tourner ses regards vers les directions nouvelles qu'on lui propose, elle ne méritera ni considération ni respect. — Il ne suffit pas d'ouvrir pour quelques jours l'entrée d'un service spécial à un empirique venu des îles et de l'écraser, avant l'heure, sous le poids de son insuccès, pour croire avoir fermé la bouche à toutes les doctrines nouvelles. L'homœopathie n'est pas une aventurière mendiant aux portes. Elle veut son heure de discussion solennelle et elle l'aura. Ce ne seront pas les décisions intervenues à la suite de quelques débats judiciaires qui donneront la mesure de sa valeur et qui fixeront ses destinées. Ce ne sera pas une expérimentation suspecte qui dure trois jours dans un coin d'un hopital de Marseille qui arrêtera le mouvement imprimé à la médecine moderne par Samuel Hahnemann. L'homœopathie est entrée dans la science riche de savoir et riche de génie; depuis elle n'a cessé de travailler, d'avancer, de grandir. Aujourd'hui elle marche à la tête du mouvement de régénération qui s'est opéré dans les idées médicales depuis que le matérialisme, arrivé aux derniers excès, s'affaisse dans la stérilité et le mépris. La vie et la foi, grâce à elle, vont reparaître dans le labeur des jeunes générations médicales. La mine de l'anatomie pathologique est épuisée, celle de la micrographie le sera bientôt ; l'analyse expire faute d'aliment. Le besoin d'observation va se faire jour dans une sphère d'activité nouvelle et presque inexplorée : celle de l'expérimentation thérapeutique. C'est là qu'est l'avenir de la médecine. —L'Esprit avait été banni de la science des médecins, l'homœopathie l'y ramène, non plus, comme on l'a craint, par une réaction victorieuse contre la Matière, mais avec la promesse d'unir ces deux principes antagonistes dans une doctrine nouvelle où viendront se résoudre toutes les antinomies de la science.

L'unité du moyen-âge devenue un moule trop étroit pour l'esprit humain fut rompue par le 18me siècle. Toutes les vieilles synthèses furent mises en éclats par l'esprit d'analyse qui régna seul. La défaveur qui s'attache encore aux théories en médecine nous vient de là ; mais cette défaveur touche à sa fin. Cette ère de critique, prolongée au-delà de son heure, avait fini par émietter la science en autant de sectes que de docteurs, lesquelles étaient réduites, suivant des paroles de Bacon « à un mouvement circulaire qui ne permet que des progrès dérisoires.» Cette ère va être close. Le besoin d'une doctrine générale qui relève la médecine de son abaissement et fasse taire le scepticisme est aujourd'hui ressenti par tous les esprits un peu éclairés, et par tous les cœurs un peu élevés. — L'homœopathie porte en elle les premières lueurs de cette doctrine. Elle a ouvert l'issue par où nous sortirons enfin de ce 18me siècle qui, selon la remarque de De Maistre : « dure toujours, car les siècles intellectuels ne se règlent pas sur le calendrier comme les siècles proprement dits ».

. . . .

N'exagérons rien. — L'homœopathie n'est pas la la médecine ; elle est la thérapeutique. Est-elle même toute la thérapeutique ? — Non. Elle tend à la devenir ; mais elle est loin encore de ce but suprême, où la matière médicale pure, étendue à la mesure de toutes les indications, ne laissera debout que la méthode spécifique et les agents dynamisés. Qu'est-elle donc ? Un aspect nouveau et inattendu de l'une des trois grandes parties constitutives de l'art de guérir, voilà tout.

Pendant plus de vingt siècles, la thérapeutique a été basée sur des hypothèses, et je suis très-résolument de ceux qui affirment, avec Hahnemann, que, pendant ces deux mille ans, elle a été un des fléaux de l'humanité. — On a beau me dire, avec l'hébreu, *honora medicum propter necessitatem*, et ajouter que Dieu n'a pu permettre que la médecine ait été jusqu'à Hahnemann, une calamité pour les habitants de notre triste planète, je suis peu touché de ces considérations contre lesquelles on pourrait en élever de très-fortes, et auxquelles je veux opposer simplement le fait suivant : Un individu atteint de fluxion de poitrine aurait été beaucoup mieux traité du temps d'Hppocrate qu'il ne le serait de nos jours par les plus marquantes célébrités de l'enseignement officiel. La preuve c'est que la méthode thérapeutique d'Hippocrate, dans les maladies aigues, se réduisait à quelques préceptes de diététique et d'hygiène, c'est-à-dire à l'expectation, et que cette méthode, expérimentée il y a peu d'années en Angleterre, a donné une moyenne de mortalité de 8 pour cent, tandis que, selon M. Louis, la mortalité d'après le traitement ordinaire est de 1 sur 3 ou 4 ; selon M. Chomel, de 1 sur 4 ou 5 ; selon M. Grisolle, de 1 sur 7. Si bien, qu'en définitive, un malade atteint de pneumonie et traité par les méthodes ordinaires de la médecine scolastique a vingt fois plus de chances de succomber aujourd'hui qu'il n'en aurait eu il y a deux mille ans traité selon les préceptes d'Hippocrate, c'est-à-dire, abandonné à peu près à ses instincts et aux soins de la piété domestique...

La médecine en était à un progrès continu de ce genre, lorsque Samuel Hahnemann est venu et a découvert, dans une voie toute nouvelle d'observation et d'expérience, une loi générale qui fixe le rapport entre l'indication qui est le commencement de la médecine et la médication qui en est la fin. En autres termes il a élevé la thérapeutique au-dessus de toute hypothèse en la rendant *expérimentale*, *d'hypothétique* et arbitraire qu'elle était avant lui.

Voilà un des deux grands aspects de l'homœopathie.

L'autre est celui de la dynamisation ou de la posologie infinitésimale, fait prodigieux, découverte bien plus inattendue encore que la loi de similitude, révélation merveilleuse qui ouvre à la pensée des horizons infinis et qui vient juste à point, à mon avis, pour servir de trait d'union aux deux conceptions antagonistes, Matière et Esprit, sur lesquelles jusqu'ici l'esprit humain a vécu sans jamais pouvoir les concilier.

« L'homœopathie,—a dit excellemment un illustre professeur,—en prouvant que les médicaments ont une action incontestable à des doses infiniment petites, rappelle l'attention vers des modifications dans lesquelles le changement ne réside pas principalement dans les qualités physiques ou anatomiques. Elle ramène à l'activité propre, et en cela elle réveille l'idée des modes de sentir. L'*Esprit* se fait donc jour sous une autre forme dans la science à côté de ce qui fut appelé le *magnétisme animal.* »

Ainsi, thérapeutique expérimentale d'une part, dynamisation des agents de la matière médicale d'autre part, voilà toute l'homœopathie ; voilà son terrain, voilà sa gloire.

Quant à ces médecins, malheureusement assez nombreux, qui ont prétendu que Hahnemann a donné une constitution intégrale de la médecine, c'est-à-dire qu'il a fondé une doctrine générale, embrassant dans une unité harmonique les faits et les problèmes des trois grandes branches de l'art de guérir : Physiologie, pathologie, thérapeutique; ceux-là sont tombés dans l'erreur où tomba Hahnemann lui-même et qui consiste à regarder la thérapeutique comme la médecine tout entière.

Quelques-uns ont pu y tomber volontairement et par une sorte de servilisme pour la parole du maître, croyant l'honneur de son école engagé et voulant à toute force faire triompher ses idées, les bonnes comme les mauvaises. Mais il est plus probable qu'ils y sont tombés faute de réflexion et par ignorance des conditions auxquelles doit satisfaire une doctrine pour être véritablement digne de ce nom.

On leur a montré qu'ils étaient engagés là dans une illusion déplorable et qu'en voulant trouver toute la médecine dans l'*Organon* ils compromettaient l'avancement des vérités que cette œuvre renferme. Quelques-uns, au nom de tous, ont répondu, avec un faux appareil de science qui n'a servi qu'à embrouiller la question ; mais les esprits superficiels que le FAIT avait attirés se sont déclarés satisfaits de cette THÉORIE, en sorte qu'au lieu de prendre la direction du mouvement révolutionnaire qui travaille la médecine contemporaine, l'école de Hahnemann s'est isolée dans la formule de la loi de similitude et dans la doctrine de je ne sais quel vitalisme dont M. le professeur Lordat a déjà tiré la quintescence, et dont l'esprit moderne n'a plus que faire. — C'est ainsi que s'est constitué ce qu'on appelle l'homœopathie *pure*, et que les homœopathes *purs*, au lieu d'être des médecins, sont, à proprement parler, des *homæopathes*, c'est-à-dire des sectaires. — En persistant dans la propagation de cette chimère ils seraient infailliblement devenus la risée des savants, si les savants de l'école officielle pouvaient prendre la peine de lire Hahnemann et s'ils possédaient eux-mêmes une doctrine qui put leur servir à fixer la signification d'un fait quelconque. — Ils cesseraient alors d'en être réduits à cette critique d'expédients et à cette résistance de mauvaise foi dont ils donnent le triste spectacle, et, — le mot mauvaise foi me le rappelle ici fort à propos, — l'on ne verrait plus, dans les feuilles médicales, des articles semblables à celui qui a paru dans le numéro de mai dernier du *Montpellier-médical* avec le titre : UN MOT *à l'occasion d'une brochure homœopathique du docteur Arréat, d'Aix*, et signé Dr H. Barret.

Cet article était déjà ancien et M. Arréat venait d'y répondre lorsque, il y a trois jours, il a passé entre mes mains. J'y ai trouvé trois sortes de choses : des attaques personnelles contre M. Arréat, qu'il n'appartient qu'à M. Arréat de relever ; des attaques contre l'homœopathie, auxquelles tout médecin homœopathiste est en droit de risposter ; enfin, certains efforts d'impertinence auxquels on ne fait généralement pas attention, parce qu'on ne les trouve guère que chez les esprits mal faits... « Diseur de bons mots, mauvais caractère, » disait Pascal.

De tels articles demeureraient sans réponse qu'il n'y aurait certes pas grand inconvénient. — Ne savoir pas le premier mot des questions où l'on se jette et donner des injures pour des raisons, ce sont là les deux conditions classiques de toute bonne attaque contre l'homœopathie. — Sous ce rapport M. le docteur Barret est en règle ; mais à ces qualités essentielles il faut joindre une certaine habileté qui lui manque. Il a besoin de s'exercer. Quand il aura trahi l'homœopathie et les vérités qui la concernent pendant huit ou dix ans encore, il pourra de nouveau s'essayer à écrire UN MOT au clair de la lune allopathique.

D'ici là qu'il se résigne et qu'il se taise.

Du reste si l'homœopathie lui fait ombrage on voit

bien au ton de son article que ce n'est pas d'hier. Il y a longtemps qu'elle l'empêche de dormir ; et s'il n'a pas plus tôt pris la plume pour la combattre c'est qu'il attendait une occasion propice.

Faire la guerre à l'homœopathie par le raisonnement et par les faits est une tentative trop périlleuse ; M. Barret ne s'y risquerait pas. — Il faudrait pour cela avoir lu Hahnemann et expérimenté ses méthodes curatives : un bon allopathe ne descend jamais jusque-là.

Attaquer les globules par des quolibets et des facéties est un moyen commode devant des commères, le soir, au coin du feu ; mais devant le public c'est autre chose : il y faut beaucoup d'esprit, et comme on n'en a jamais autant que tout le monde, et qu'il est difficile de mettre les rieurs du côté des cautères et des clystères, du côté des vésicatoires et des suppositoires, du côté des eccoprotiques et des *besoins morbides*, peu s'y aventurent.

Employer contre la thérapeutique de Hahnemann la calomnie pure et simple ; dire aux uns qu'elle est un danger, aux autres qu'elle est un leurre, est un moyen excellent ;... mais on en a abusé.

M. Barret en était donc à attendre, ne sachant à quel académicien se vouer, lorsque M. Arréat d'Aix, est venu lui fournir l'occasion désirée, l'occasion d'attaquer l'homœopathie par un moyen irrésistible... par des chiffres. — M. Barret n'a eu garde de la laisser échapper et, emporté par l'ardeur du butin, ce preux de la logique et des carminatifs, ce champion des bons mots et de la lancette, ce paladin de la bonne foi et de la thériaque est allé follement se jeter dans un guêpier de chiffres et fourrer ses doigts entre deux moyennes où il est demeuré pris. — C'est là que nous allons le voir.

Mais auparavant qu'on me permette encore une digression. J'en ai besoin pour justifier la vivacité de mes paroles et pour mettre en saillie le point blessant de la discussion.

Le monde de la pensée a été livré aux disputations des hommes. La médecine plus que toute autre est une science pleine de disputes; quand elles portent sur des questions de doctrine ou des faits contingents et qu'elles sont exemptes de mauvaise foi, toute colère y est malséante, toute violence blâmable, toute personnalité déplacée. *Errare humanum est.*

Mais si Dieu nous a donné la métaphysique pour nous disputer, il nous a donné l'arithmétique pour nous entendre. Une discussion sur des abstractions peut être éternelle, mais une discussion sur des chiffres peut toujours se clore. Un argument formulé en chiffres a donc un caractère à part, un cachet de certitude et une autorité que n'ont pas les autres ; et une fois la valeur des chiffres déterminée il devient un jugement définitif.

Or qu'a fait M. Barret dans son MOT sur l'homœopathie? A-t-il discuté une quelconque des questions de doctrine que ce nom soulève? Nullement. Il a

« signalé à M. Arréat une ERREUR DE FAIT qui ne saurait se trouver dans un écrit sérieux, dans un livre de bonne foi. » — M. Barret parle beaucoup de bonne foi. — Il a ensuite rectifié, à sa manière, cette prétendue erreur et il a cru sa démonstration si victorieuse qu'il a conclu en ces termes : « De pareilles conséquences sont rigoureuses, à moins que l'arithmétique n'ait cédé à l'homœopathie son privilége de science certaine. »

Vous le voyez : M. Barret ne se méprend point sur la portée de son argumentation ; il a lui-même dit le mot; ceci est de « l'ARITHMÉTIQUE. » Il croit avoir si bien pris ses mesures qu'il déclare l'homœopathie enfermée dans un argument INVINCIBLE (*sic*), parce que cet argument s'exprime non pas par des raisons mais par des chiffres.

Toute la question se reduit donc à savoir si ces chiffres sont authentiques ou non. — En effet, de deux choses l'une : ou M. Barret n'a présenté que des nombres exacts, et alors les homœopathes n'ont qu'à se taire, ou les nombres de ce MOT sur l'homœopathie sont faux et alors M. le d[r] H. Barret est un

Il n'y a pas là de milieu.

Hébien ! si je fais voir que M. Barret n'a connu aucune des circonstances de l'expérimentation de Marseille et qu'il n'a employé que des chiffres inexacts j'aurai montré une fois de plus à quelles sortes d'attaques l'homœopathie est en butte et le cas que mérite l'opposition de ce faiseur de *mots*.

Ici comme il ne s'agit plus que de chiffres j'ai besoin de toute l'attention du lecteur.

M. Arréat, dans la brochure attaquée, avait dit aux allopathes : AVANT l'expérience dont vous exploitez le résultat la mortalité allopathique — deux mots bien faits l'un pour l'autre, — était de soixante pour cent ; PENDANT l'expérience, elle est descendue à quarante-quatre pour cent ; APRÈS, elle est de nouveau remontée à soixante. Que faut-il en conclure ?... Là-dessus M. Barret prend la parole et, sans plus de façon, accuse M. Arréat de falsifier les chiffres. Voici ses paroles : « Notre mortalité a été, pendant l'expérience, de cinquante-six et non de quarante-quatre pour cent, comme vous l'*affirmez indûment pour le besoin de votre cause.* »

Voilà donc M. Arréat accusé d'avoir *inventé* un chiffre pour le besoin de sa cause. C'est-à-dire, à proprement parler, d'avoir menti. M. Barret, qui avance cette grave accusation, doit être sûr de son fait... Allons donc ! Oubliez-vous qu'il s'agit là de l'homœopathie et que quand on l'attaque on n'a nul besoin de savoir ce qu'on dit ? — Du reste cette imputation n'est pas tombée par terre. M. Arréat s'en est saisi et il faut voir comme il lui a été facile de la retourner contre son agresseur et de s'en servir pour lui fermer la bouche. Je cite ses propres paroles extraites du numéro de juillet du *Montpellier médical* :

« J'ai dit que, pendant la durée de cette expérience, ce même chiffre, celui de la mortalité des cholériques traités par les adversaires de l'homœopathie, était descendu de 60 à 44 p. 100.

Ce chiffre de 44 p. 100 résulte de la lettre par laquelle M. le docteur Bouquet annonce à M. le rédacteur en chef de la *Gazette des Hôpitaux* que : « *l'homœopathie vient de subir un rude échec à Marseille, en perdant* 21 *cholériques sur* 26, *alors que pendant le même laps de temps, la médecine* qu'il appelle *rationnelle n'en a perdu que* 11 *sur* 25 ! 11 sur 25 équivalent bien, si je ne me trompe, à 44 p. 100.

Je n'ai pas inventé ce chiffre, moi !

La lettre de M. le docteur Bouquet a été publiée par la *Gazette des Hôpitaux* au moment même où les expériences homœopathiques venaient de finir. Cette lettre a été éditée et rééditée par vingt journaux, en France et à l'étranger. Beaucoup de journaux politiques et littéraires, et notamment ceux qui sont imprimés dans les localités où se trouvent des homœopathistes, s'en sont emparés pour sonner le tocsin contre l'homœopathie, et pour ouvrir aux adversaires de cette doctrine une marche triomphale contre ses partisans.

Et de quel droit M. le docteur Barret prétend-il donc user aujourd'hui pour récuser cette lettre et ce chiffre ?

Cette lettre et ce chiffre cachent-ils donc un mensonge et une mystification injurieuse pour les hommes sérieux et de bonne foi qui ont lu les journaux français en septembre et en octobre 1855 ? C'est ce dont je n'avais nullement à me préoccuper, dès le moment où je trouvais, moi, dans cette lettre et dans ce chiffre, une arme que je pouvais tourner contre les adversaires de l'homœopathie avec la certitude de les vaincre.

C'est ce que j'ai fait.

J'ai utilisé, pour porter à l'allopathie militante de 1859 une objection à laquelle je la défie encore aujourd'hui de répondre, le même chiffre dont l'allopathie triomphante s'est servie en 1855, pour égarer l'esprit public à l'endroit de la méthode curative que j'affectionne et que j'estime supérieure à sa rivale. J'ai usé d'un droit que ne pouvaient m'interdire ni le respect dû à mes adversaires, ni les plus sévères convenances.

Détracteur indiscret de l'homœopathie, vous ne vous êtes pas aperçu, M. le docteur Barret, que la responsabilité de ce chiffre ne pesant que sur vos amis, vous n'aviez nullement le droit de le changer ; vous n'avez pas compris ce qu'il y avait de piquant dans mon objection, c'était précisément d'accepter moi-même comme exacts et convenus la lettre et les chiffres dont nos adversaires ont fait tant de bruit, et de mettre ceux-ci dans l'alternative de venir se heurter contre leur propre perfidie, ou de se condamner au silence, en présence d'une moyenne dont ils se sont fait jusqu'à ce jour, avec tant de succès, une arme contre la doctrine que je défends, et qu'ils haïssent à cause de ses succès dans le monde. Je suis tenté de croire que cette objection et cette moyenne vous ont vivement contrarié, M. le docteur de Carpentras. Le fait des expériences de Marseille était depuis plus de quatre ans le grand cheval de bataille que vous enfourchiez avec un malin sourire, pour livrer dans le public vos assauts contre l'homœopathie. Pressé, sans doute, par vos amis, de répondre à cette objection imprévue, et voyant que vous ne pouviez le faire avec quelque chance de succès qu'en substituant aux chiffres de 15 sur 25 ceux de 14 sur 25, et à la moyenne de 44 p. 100 celle de 56 p. 100, vous avez agi comme les écoliers inintelligents qui, ne pouvant résoudre un problème, se permettent d'en changer les termes. Peu soucieux de porter atteinte à la véracité de vos amis, vous avez substitué aux chiffres qu'ils vous avaient livrés en 1855, dans le manifeste par lequel ils avaient annoncé au monde entier *le rude échec de l'homœopathie*, d'autres chiffres que des amis plus prudents et moins glorieux de leurs succès ont donnés à un avocat pour servir les besoins d'une discussion judiciaire; et cela, parce que ces derniers étaient de nature à vous faire trouver un argument que vous avez cru propre à répondre à mon objection. »

Voilà l'humiliante leçon que M. Barret s'est attirée en venant, au mépris de toute pudeur, accuser M. Arréat d'altérer les chiffres, quand c'est lui-même qui les ignore ou les dissimule.

Comment, monsieur, c'est la lettre du docteur Bouquet, qui a retenti et fait scandale; c'est elle qui a publié par tout l'univers le RUDE ÉCHEC de l'homœopathie à Marseille, et vous la passez sous silence!... Moi qui croyais que les lauriers de ce véridique confrère vous empêchaient de dormir!... On avait trahi l'homœopathie et vous n'y étiez pas!...

Mais quel peut donc être le motif de cet oubli? Car il en faut un : on n'exclut pas de la procédure une pièce d'une importance aussi capitale sans savoir pourquoi. Serait-ce parce que le chiffre 56 avancé par M. Honorat est plus vrai que le chiffre 44 révélé par M. Bouquet? — Non. — Quand il s'agit d'attaquer l'homœopathie on ne se préoccupe guère de la vérité. Qu'est-ce donc? Hé! parbleu, le voici : c'est que la moyenne de 44 p. 100 ne se prête pas à des combinaisons aussi piquantes contre les homœopathes que celle de 56 pour 100. Voila pourquoi M. Barret préfère la dernière. Pour s'en convaincre on n'a qu'à voir le parti qu'il en tire. Je vais le laisser parler lui-même.

« Permettez-moi de vous demander ce qui serait arrivé si l'expérience qui vous a si mal réussi n'eut pas eu lieu ? Les médecins ordinaires de l'hôpital auraient traité les 26 cholériques de M. Chargé et les 25 cholériques qui leur échurent. Sur ce total de 51, ils auraient perdu les 60 pour 100 que vous savez, c'est-à-dire 30 ou 31 malades. Rien ne vous autorise à penser qu'ils auraient dépassé cette moyenne, dans laquelle vous les enfermez comme en un cercle infranchissable. 30 ou 31 morts, 20 ou 21 guéris, tel aurait été le résultat des errements que vous appelez allopathiques. Mais vous êtes venus à notre aide, et avec votre concours, votre immixtion dans le service, 35 malades ont succombé, 16 seulement se sont rétablis. 4 à 5 décès sont donc imputables à la pauvreté, disons mieux, à la nullité de vos prétendues médications.

Cet argument est invincible. Il ne s'agit pas, en effet, dans l'espèce, d'expliquer un déplacement, mais une augmentation énorme de mortalité. La mortalité cholérique était de 60 pour 100 à l'hôpital avant votre venue; elle a été de 60 pour 100 après votre retraite; elle s'est trouvée de 69 pour 100 quand vous avez partagé le service. N'avons-nous pas le droit de conclure que cet accroissement de 9 pour 100 aurait été de 18 si, au lieu de la moitié, vous aviez eu à traiter la totalité des malades? De pareilles conséquences sont rigoureuses, à moins que l'arithmétique n'ait cédé à l'homœopathie son privilége de science certaine. »

Nous voilà donc à l'*argument invincible*. — On remarquera d'abord que, pour le construire, M. Barret a eu besoin de la moyenne de M. Honorat. Celle de M. Bouquet était loin de lui offrir les mêmes avantages. Les chiffres disent eux-mêmes pourquoi. — Mais qu'est-ce que ceci en comparaison de l'importance du fait en lui-même, c'est-à-dire de la question de savoir ce que valent réellement les données de cette argumentation ?

Il est certain que si tous les chiffres sur lesquels M. Barret s'appuie sont vrais l'argument est en effet sans réplique, et les homœopathes, sauf à discuter les circonstances qui ont pu produire ce résultat, sont forcés de convenir que pendant leur immixtion dans le service il y a eu pour les cholériques « une augmentation énorme de mortalité. »

Ici la question se réduit donc encore à savoir si les chiffres posés par M. Barret sont ou ne sont pas l'expression de la vérité.

Or, pour la confusion de cet adversaire sans loyauté, de ce docteur que le dépit aveugle, de ce faiseur de MOTS sur l'homœopathie et pour l'édification du public, je me hâte de proclamer que ces chiffres SONT FAUX.

Mais, dira-t-on, cette moyenne de 60 p. 100, qui est le pivot de la dispute et l'âme de l'*argument invincible*, M. Barret l'a prise à M. Arréat. — Je le sais bien; mais M. Arréat ne l'a donnée lui-même qu'après l'avoir empruntée aux écrits des adversaires de l'homœopathie. Il l'a employée sans la discuter parce que, telle qu'elle était, il pouvait la retourner contre eux et s'en servir pour leur opposer une objection accablante; mais il n'a nullement prouvé qu'elle fut exacte.

Or, si cette moyenne de 60 p. 100 sur laquelle M. Barret s'appuie de confiance, est une moyenne mensongère, que devient l'*argument invincible*?

Il devient une mystification pour son auteur, voilà tout.

Si M. Barret, au lieu de prendre ses chiffres aux sources suspectes de la presse politique ou de la presse allopathique était allé les prendre aux sources officielles, il y aurait vu que tous ceux qui ont été posés dans ce scandaleux débat sont inexacts, et particulièrement la moyenne de SOIXANTE POUR CENT sur laquelle il fonde son *argument invincible*.

Il n'aurait eu, pour cela, qu'à demander le tableau des malades cholériques admis à l'hôtel-Dieu de Marseille, du 26 juillet au 13 octobre 1855, tableau qui fut délivré par l'administration des hospices aux médecins homœopathes de Marseille, après les trois journées d'expérience, et que j'ai moi-même actuellement sous les yeux. Il y aurait vu que la moyenne de 80 pour 100 dont on accable les homœopathes a été ATTEINTE et même DÉPASSÉE plus d'une fois dans ce même hôtel-Dieu et durant la même épidémie, et que par conséquent la moyenne de 60 pour 100 dont il s'est servi pour construire son *argument invincible* est tout simplement une erreur ou un mensonge.

Afin que le lecteur puisse se faire une idée de l'exactitude de cette moyenne et juger ensuite de ce que valent les *arguments invincibles* de M. Barret, je vais reproduire ici un extrait du registre de l'administration des hospices de Marseille, d'après un tableau que cette administration a elle-même délivré.

Voyons d'abord les chiffres de la mortalité des cholériques AVANT l'expérience :

Du 26 juillet au 1er août,	7	admissions,	7	décès.
Le 2 août,	3	—	2	—
Les 6, 7, 9 août,	4	—	4	—
Le 17 août,	5	—	4	—
Les 20, 21, 22 août,	4	—	4	—
Le 1er septembre,	5	—	4	—

Voici maintenant les chiffres de la mortalité APRÈS l'expérience :

Le 8 septembre,	12	—	7	—
Le 9 —	16	—	10	—
Le 11 —	12	—	8	—
Le 15 —	17	—	14	—
Le 16 —	17	—	12	—
Le 17 —	6	—	4	—
Le 18 —	22	—	14	—
Le 20 —	9	—	6	—
Le 23 —	12	—	10	—
Le 24 —	6	—	5	—
Le 29 —	11	—	8	—

Je l'ai dit, les chiffres ont une autorité supérieure à celle de tous les raisonnements. Si M. Barret n'en avait posé que d'exacts, son argument demeurerait sans réplique et le RUDE ÉCHEC était démontré. Il n'en a posé que de faux ; son encre et sa rhétorique sont donc perdues, et son MOT sur l'homœopathie resterait simplement comme *un mot pour rire*, s'il était permis de rire à propos d'aussi graves questions et devant d'aussi tristes égarements de l'esprit d'école.

Quoi de plus triste en effet que de voir un médecin s'engager ainsi dans un débat scientifique dont il ignore les circonstances et dont il fausse les données. Quoi de plus triste que de le voir, pour défendre peut-être des susceptibilités d'amour-propre ou des intérêts plus bas encore, faire, contre l'homœopathie, une sortie sans raison, sans convenance et sans bonne foi, et qui n'a pas même l'excuse d'être tournée avec esprit et d'être écrite en bon français.

Etait-il donc bien nécessaire de montrer une fois de plus au public ce que peut la terrible *invidia medicorum*, et ce qu'il en coûte à certains allopathes pour se résigner aux succès de l'homœopathie ?

Quelle mouche, quelle fatalité moqueuse, quel besoin *morbide* a donc pu pousser ce docteur H. Barret à prouver, une fois de plus, que les allopathes n'attaquent jamais l'homœopathie qu'avec des armes déloyales et des arguments sans valeur; que pour la discuter selon les règles classiques il n'est pas nécessaire de la connaître, mais de la haïr ?...

Je m'arrête. De plus amples commentaires n'ajouteraient rien à la confusion de cet adversaire malavisé de l'homœopathie et ne contribueraient en rien à l'avancement des vérités révélées par S. Hahnemann. — D'ailleurs ceci n'est pas écrit pour prouver la valeur de la thérapeutique hahnemannienne, soit dans le traitement du choléra, soit dans celui des autres maladies; mais uniquement pour raconter des faits et redresser des erreurs de chiffres. *Scribitur ad narrandum, non ad probandum.*

Toutefois avant d'en arriver au récit de ces faits et à la rectification de ces chiffres j'ai dû dire au nom de quels principes et de quelles aspirations j'entrais dans le débat, c'est ce qui fait qu'il m'a fallu parler plus longuement que je n'aurais voulu et qu'il ne convenait peut-être pour une simple réponse à *un mot* de trois pages, écrites sans réflexion et dictées par le dépit.

C'est à vous, ami lecteur, à voir si j'en ai trop dit.

. . . .

On sait que le célèbre Apelles, avant de mettre la dernière main à ses ouvrages, les exposait en public pour recueillir les jugements des curieux et qu'il mettait leurs remarques à profit toutes les fois qu'elles lui paraissaient justes. On raconte à ce sujet qu'un savetier critiqua un jour une sandale et que le grand peintre s'empressa de retirer sa toile pour aller faire la correction indiquée. Le lendemain, le savetier voulut censurer le reste du tableau, mais l'artiste l'arrêta en lui disant : « Que le savetier ne s'élève pas au-dessus de la chaussure, *ne sutor ultrà crepidam.* »

L'homœopathie, comme les œuvres d'Apelles, est exposée au jugement du public médical et elle y demeurera soumise jusqu'à ce qu'elle soit achevée *jusqu'à l'ongle*, ce qui n'est pas près d'arriver encore.

Malheureusement, dans cette foule, elle n'a rencontré jusqu'ici que des admirateurs fanatiques ou des détracteurs systématiques.

M. le docteur H. Barret est évidemment du nombre de ces derniers.

En attaquant l'homœopathie par les expériences de Marseille, il l'attaquait, lui aussi, par la sandale; avec cette différence toutefois que non seulement il n'a pas su formuler contre elle une seule critique d'artiste, mais que, pour n'avoir pris que des mesures fausses, il est même resté au-dessous de l'humble artisan athénien ; et ce que l'on peut affirmer sans crainte, c'est qu'il ne montera jamais plus haut.

Pour juger l'homœopathie autrement qu'en *allopathie* ou qu'en savetier, il faudrait s'élever jusqu'à la notion vraie du mot Médecine, ART DE GUÉRIR... Il faudrait savoir qu'avant d'être *allopathe* ou *homœopathe* on doit être MÉDECIN ; que la véritable sagesse comme la véritable science consiste à le rester ou à le devenir, et nullement à s'enfermer dans une secte ou à s'endormir dans le septicisme.

Mais pour cela il faudrait étudier Hahnemann, soumettre ses théories à la critique du raisonnement et ses pratiques au creuset de l'expérience ; en un mot, revenir à l'école. — *Est-ce que moi, qui suis vieux, je puis rentrer dans le sein de ma mère et revenir au monde ?* disait au Christ le pharisien Nicodème. —

L'auteur du MOT sur l'homœopathie doit être à l'âge où l'on parle comme le pharisien, âge funeste où toute vérité nouvelle ne paraît qu'un rêve, où tout progrès est une utopie, toute découverte, une mystification, toute aspiration généreuse, une tentation de l'esprit de mensonge ;... âge d'orgueil et d'autorité où l'esprit ferme la science derrière lui et croît, comme le berger de Segrais,

... que tout finit où finit son domaine.

Cette affligeante infirmité de l'esprit humain est plus vieille que le docteur Barret, plus vieille que Nicodème ; elle est éternelle... Elle est la voix de ce mauvais esprit dont parle la Bible, lequel dit toujours : NON.

Cet orgueilleux dédain de toute vérité étrangère, ce refus de toute étude et ce déni de toute justice ; en un mot, cette appropriation individuelle de la science n'a pas attendu non plus le MOT sur l'homœopathie pour se montrer parmi les hommes. — Il y a longtemps qu'elle aigrit leurs disputes et qu'elle retarde leurs progrès. — C'est ce mortel défaut, ce vice irrémissible que les théologiens ont appelé : *Le péché philosophique* ou *péché contre le Saint-Esprit.*

CARPENTRAS. — IMP. L. GRIVOT-PROYET.

www.ingramcontent.com/pod-product-compliance
Ingram Content Group UK Ltd.
Pitfield, Milton Keynes, MK11 3LW, UK
UKHW020441230726
13925UKWH00004B/1772

9 782014 075632